DE LA VALEUR DIAGNOSTIQUE

DE LA

PRÉSENCE DES BACILLES DE KOCH

DANS

LES CRACHATS

PAR

Fernand SAUVAGE
Docteur en médecine de la Faculté de Paris,
Ancien externe des hôpitaux de Paris,
Médecin adjoint de l'établissement d'hydrothérapie médicale
du faubourg St-Honoré.

PARIS
A. DELAHAYE, et E. LECROSNIER, LIBRAIRES-ÉDITEURS
2, Place de l'École-de-médecine

1883

DE LA VALEUR DIAGNOSTIQUE

DE LA

PRÉSENCE DES BACILLES DE KOCH

DANS

LES CRACHATS

PAR

Fernand SAUVAGE

Docteur en médecine de la Faculté de Paris,
Ancien externe des hôpitaux de Paris,
Médecin adjoint de l'établissement d'hydrothérapie médicale
du faubourg St-Honoré.

PARIS

A. DELAHAYE, et E. LECROSNIER, LIBRAIRES-ÉDITEURS

2, Place de l'École-de-médecine.

1883

A MA MÈRE

A MA GRAND-MERE

Respect et reconnaissance.

A MA TANTE

A MON GRAND-ONCLE

A MA GRAND-TANTE

A MES AMIS

Affectueux souvenir.

A MON PRÉSIDENT DE THÈSE

M. LE DOCTEUR BROUARDEL

Professeur à la Faculté de médecine de Paris,
Membre de l'Académie de médecine,
Officier de la Légion d'honneur.

A M. LE DOCTEUR DEBOVE

Professeur agrégé à la Faculté de médecine de Paris,
Médecin de Bicêtre.

Cher Maître, en vous offrant ce travail que vous m'avez inspiré, permettez-moi de vous témoigner toute ma reconnaissance pour l'intérêt que vous m'avez toujours porté.

A MON AMI LE DOCTEUR LALOY

En reconnaissance de l'amitié que vous et votre famille avez bien voulu toujours me témoigner.

DE LA VALEUR DIAGNOSTIQUE

DE

LA PRÉSENCE DES BACILLES DE KOCH

DANS

LES CRACHATS

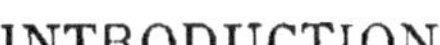

INTRODUCTION

Quand on interroge les livres anciens sur la tuberculose, on est étonné devant le silence que la plupart d'entre eux gardent au sujet de cette affection, vieille pourtant comme le monde, et devant l'insuffisance des renseignements que les médecins de l'antiquité nous ont laissés sur cette maladie. C'est à Laënnec que l'honneur revient d'avoir créé de toutes pièces l'histoire clinique et anatomique de la tuberlose et de l'avoir fait d'une manière si complète et si précise que maintenant encore, quand depuis Laënnec la science a fait de si grand progrès, c'est au travail de ce grand observateur que nous devons puiser nos connaissances cliniques et anatomiques sur la tuberculose.

Si depuis tant d'années l'œuvre de Laënnec n'a pas perdu la plus petite partie de sa valeur et de son importance, c'est qu'il a su se borner à étudier les faits et à les consigner scrupuleusement et ne laisser qu'une faible part aux théories. Or les théories changent, les faits seuls restent toujours les mêmes et ceux que Laënnec a observés, nous pouvons aujourd'hui les observer encore.

A la description symptomatique que Laënnec nous a laissée, les observateurs qui sont venus après lui n'ont trouvé à ajouter que quelques signes de fine auscultation qui d'ailleurs ne sont pas d'une grande valeur. Mais dans la voie anatomo-pathologique il restait bien plus à faire : — c'est que là on ne pouvait s'appuyer seulement sur des faits, il fallait laisser un vaste champ aux théories et aux hypothèses. Aussi de violentes discussions naquirent sur la nature de la lésion tuberculeuse, discussions sur lesquelles il ne nous est pas permis de nous étendre dans ce court exposé historique de la tuberculose. Disons seulement que, tandis que Laënnec décrivait les deux lésions de la tuberculose, le tubercule et l'infiltration tuberculeuse comme deux lésions identiques dans leur structure, ne différant que par leur aspect extérieur, d'autres auteurs en firent deux lésions distinctes. De là, la formation de ces deux écoles : les unicistes et les dualistes. Quant au tubercule, les uns avec Laënnec le considéraient comme un corps étranger, les autres avec Broussais pensaient qu'il était un produit d'inflammation.

Mais quelle était la cause de la tuberculose? A cette question, personne ne répondait si ce n'est par l'exposé banal des causes prédisposantes à la faveur desquelles un individu était plus apte à devenir phthisique.

Villemin, par ses mémorables expériences, vint jeter un nouveau jour sur cette question restée jusque-là si obscure, en démontrant l'inoculabilité de la tuberculose que Morgagni, un siècle auparavant, avait pressentie en redoutant, comme il le faisait, de mettre les mains à l'autopsie d'un tuberculeux dans la crainte de s'inoculer la maladie. C'est à Villemin que revient la gloire d'avoir, par ses découvertes, dirigé les esprits jusque-là hésitants dans la véritable voie scientifique et d'avoir mis les observateurs sur la trace de la solution de ce problème, jusque-là impénétrable, de la véritable cause de la tuberculose,

Il prit de la matière tuberculeuse des granulations transparentes ou des granulations jaunes, et l'inocula sous la peau de différents animaux qui, sacrifiés vingt jours après, présentèrent dans le foie, le péritoine, la plèvre et le poumon des lésions tuberculeuses.

Depuis, ces expériences furent reprises par les Allemands, qui injectèrent de la matière tuberculeuse dans la plèvre, dans le péritoine ; par Conheim, qui inocula la matière tuberculeuse dans la chambre antérieure de l'œil, par M. Chauveau, qui fit ingérer des matières tuberculeuses à de jeunes génisses, et tous arrivèrent au même résultat que Villemin, c'est-à-dire à la tuberculisation des animaux mis en expérience.

La marche de l'inoculation est toujours la même. Au point où a été faite l'inoculation, si l'opération a été pratiquée avec tout le soin nécessaire pour éviter les accidents septicémiques, il ne se produit que peu de réaction locale : quelques jours après, une petite tumeur formée par une masse caséeuse se développe au point où l'on a fait l'inoculation ; les ganglions lymphatiques correspondants sont bientôt envahis et plus tard l'infection devient générale.

Cette marche du phénomène est très importante à étudier et à constater, car elle nous permet de comparer la tuberculose inoculée, à une série de maladies virulentes parmi lesquelles nous citerons en première ligne la syphilis.

De nombreuses objections furent faites aux expériences de Villemin, objections pour la plupart sans valeur et dictées par le mécontentement qu'éprouvèrent alors les médecins à se voir relevés d'une erreur qu'ils avaient nourrie et professée pendant longtemps. Une objection en apparence plus sérieuse fut faite à Villemin par des expérimentateurs qui inoculèrent à des animaux des matières quelconques telles que pus, fragments d'os, bouchons pilés, etc., et virent ces animaux devenir tuberculeux.

Ce résultat tenait à deux causes : la première est que dans ces expériences la matière inerte qu'on employait était entachée de virus tuberculeux ; qu'on se servait pour cela d'instruments sur la propreté desquels on ne pouvait compter. Ainsi notamment on faisait des inoculations de matière inerte avec une lancette qui avait servi à inoculer des produits véritablement tuberculeux. C'est tout au plus si on lavait l'instrument avec une solution d'acide phénique, précaution bien insuffisante par elle-même, puisque le virus tuberculeux résiste à l'action de l'acide phénique très concentré. Ainsi on inoculait à ces animaux de la substance tuberculeuse, quand on croyait leur inoculer seulement une matière inerte : de là le résultat qu'on obtenait. La seconde cause était qu'en injectant à un animal une matière inerte on produisait chez lui une tuberculose analogue en beaucoup de points à la véritable tuberculose.

C'est à M. H. Martin que nous devons d'avoir démontré l'existence de ces deux tuberculoses.

Il prit deux animaux, et les plaçant dans des conditions identiques il injecta dans le péritoine de l'un de la poudre de lycopode, et dans le péritoine de l'autre de la matière tuberculeuse. Au bout de 15 à 20 jours, on trouva chez ces deux animaux les mêmes lésions macroscopiques, c'est-à-dire un semis de granulations disséminées sur toute la surface du péritoine. Mais dans un cas, celui où l'on avait employé de la poudre de lycopode, on obtint une fausse tuberculose ; dans l'autre cas on obtint une tuberculose véritable.

M. H. Martin le démontra en inoculant les produits de la fausse tuberculose qui ne produisirent le plus souvent rien chez un second animal inoculé, tandis que les produits de la vraie tuberculose déterminaient des effets qui allaient plutôt en augmentant avec les inoculations successives.

Il était donc évident qu'entre ces deux produits tuberculeux, identiques en apparence, il y avait une différence, puisque leurs effets n'étaient pas les mêmes. Or nous savons maintenant que dans la vraie tuberculose il y a un parasite qui n'existe pas dans la fausse tuberculose.

Aussi, disons-nous, et nous sommes en droit de le faire, que la tuberculose est une maladie virulente, et, en ce disant, il faut expliquer la valeur du mot *virus* et montrer quelle différence il y a entre un *virus* et un *poison*.

Le poison n'agit que proportionnellement à sa masse, et quand, sur un animal sacrifié par le poison, vous prenez une petite partie de cet agent toxique qui lui a donné la mort, et vous l'inoculez à un autre animal, celui-ci du fait de cette inoculation ne sera pas empoisonné comme l'était le premier.

Le virus, au contraire, agit en quelque minime proportion qu'il ait été inoculé. Ingéré à dose infinitésimale, il produit d'emblée des lésions considérables. Et si, chez un animal qui a succombé à une maladie virulente, vous prenez la plus petite partie possible du virus et que vous l'inoculez à un second animal, cette molécule de virus déterminera chez lui les mêmes lésions que chez le premier. C'est ce qui se passe dans la syphilis qu'on peut reproduire tout entière en inoculant à un individu la plus petite partie du liquide contenu sur une plaque muqueuse. C'est que le virus jouit d'une propriété essentielle, celle de se multiplier dans l'économie et d'y pulluler à l'infini.

Or la tuberculose est une maladie non moins virulente que

la syphilis, car après l'inoculation de l'une et l'autre maladie on observe les mêmes accidents locaux et généraux.

En disant que la tuberculose est une maladie virulente c'était en faire du même coup une maladie parasitaire. Aussi avant que ce parasite ne fût découvert, il fut deviné, pour ainsi dire, par plusieurs observateurs, et M. le professeur Bouchard en proclamait hautement l'existence à ses cours de la Faculté de médecine, bien avant qu'il ne pût le montrer. La tuberculose était alors regardée comme une maladie parasitaire probable et ce fut grâce aux découvertes de Pasteur qu'on put d'une simple hypothèse arriver à une complète certitude.

Les théories microbiennes furent introduites en pathologie par Pasteur et si d'autres avant lui en ont parlé, du moins c'est à lui que l'honneur revient d'avoir jeté les bases de ce grand édifice, car c'est lui qui, par des faits, appuya et justifia les hypothèses de ses prédécesseurs. Il étudia les fermentations et il remarqua qu'elles étaient causées par des organismes inférieurs. Il s'attacha à démontrer que ces germes ne sont pas spontanés, mais qu'ils viennent de l'extérieur, donnant ainsi le dernier coup à l'antique théorie, jusqu'à lui si accréditée, des générations spontanées. Reprenant ensuite cette idée fort ancienne, que des maladies peuvent être comparées à des fermentations, ou du moins certaines d'entre elles, il arriva à démontrer que ces maladies sont produites par un animalcule, exactement comme les fermentations.

Ce fut sur la pustule maligne qu'il fit ses premières recherches, et cette maladie, dans laquelle Davaine avait déjà trouvé un organisme inférieur, Pasteur l'étudia et en fit l'histoire pathogénique. On sait quels furent les brillants résultats des recherches de Pasteur : aussi on ne tarda pas à généraliser cette découverte et à l'appliquer à un grand nombre d'états pathologiques. La tuberculose fut une des premières maladies auxquelles on essaya d'appliquer les doctrines de Pasteur et bientôt naquirent plusieurs microbes que leurs inventeurs considéraient comme les agents de la tuberculose.

Klebs, Schüller, Reinstadler en Allemagne et Toussaint en France, figurèrent chacun un microbe de la tuberculose, ces observateurs ont même appuyé leur dire d'expériences assez probantes.

Pour prouver l'existence réelle du parasite de la tuberculose il fallait trois choses :

Trouver qu'il se trouvait chez tous les sujets atteints de tuberculose.

Isoler le parasite pour montrer que c'était lui seul qui produisait la maladie.

Inoculer le parasite et reproduire ainsi la maladie première.

C'est à Roberts Koch que devait revenir la gloire d'une si brillante découverte : c'est lui qui put, le premier, sortir victorieux de ces trois épreuves décisives.

Cet observateur suivit, pour démontrer l'existence du bacille de tuberculose (bacillus tuberculosus ; de baculus bâton), les procédés imaginés par Pasteur pour la découverte du parasite du charbon. Lorsque Davaine eut inoculé le charbon, on lui objecta qu'avec le parasite, il avait aussi inoculé le sérum et les globules du sang, ce qui infirmait ses expériences. Pour tourner ces difficultés, Pasteur chercha à isoler le parasite afin de pouvoir l'inoculer seul, et pour cela il imagina la méthode de culture et c'est de cette même méthode que Koch se servit pour isoler le parasite de la tuberculose.

Le liquide de culture choisi par Koch fut le sérum sanguin. Il le stérilisa, c'est-à-dire il détruisit dans ce liquide tous les parasites qui pouvaient s'y trouver, en le soumettant pendant plusieurs jours à une température constante de 58°. Puis il chauffa le sérum à la température de 65° et obtint ainsi un milieu gélatineux et transparent, dans lequel il plaça de la matiere tuberculeuse fraîche, et maintenant ce liquide à la température de 38°, il le vit au bout de quinze à vingt jours de transparent qu'il était, devenir opaque, par places, opacité due à la multiplication des bacilles. Puis il prit une petite quantité de ce liquide de culture et le mit dans du sérum sanguin préparé comme le premier ; il reprit cette opération jusqu'à quinze fois, et ce fut avec le liquide de la quinzième culture qu'il fit ses inoculations alors qu'il était évident que c'était le parasite ainsi cultivé qui était la seule cause de la tuberculose qui survenait après l'inoculation.

Nous répétons encore, que ce procédé de culture qui a pour but d'isoler le parasite, fut imaginé par Pasteur dans ses recherches sur le parasite du charbon ; Kock n'a fait que suivre de point en point la voie tracée par Pasteur. La découverte qui est spéciale à Koch consiste dans un procédé de coloration que nous décrirons dans un instant et qui lui permit de découvrir le parasite de la tuberculose et de pouvoir affirmer que c'était bien celui de la tuberculose.

En somme, cette grande gloire de la découverte du bacille de la tuberculose doit rejaillir sur trois hommes : Villemin qui, démontrant l'inoculabilité de la tuberculose, mit les esprits en éveil sur le parasitisme de cette affection ; Pasteur, qui avec ses procédés de culture permit à Koch d'isoler le parasite de la tuberculose ; et enfin Koch, qui après avoir découvert le parasite de la tuberculose trouva un procédé de coloration spéciale et caractéristique de ce micro-organisme.

Aujourd'hui ces doctrines parasitaires appliquées à la tuberculose ne sont pas acceptées par tout le monde. Pour nous, avec M. le Dr Debove, professeur agrégé à la Faculté de médecine de Paris, notre maître, qui nous a inspiré le sujet de ce travail dans les leçons qu'il a faites à la clinique médicale de la Pitié et dans lesquelles nous avons puisé les meilleurs arguments de notre thèse, avec M. le professeur Bouchard et quelques autres auteurs, nous acceptons les conclusions du travail de Koch et disons que la tuberculose est une maladie parasitaire caractérisée par la présence d'un micro-organisme (bacillus).

DIFFÉRENTS PROCÉDÉS DE RECHERCHE DU BACILLE TUBERCULEUX DE KOCH DANS LES CRACHATS.

Méthode de Koch.— La découverte de Koch est basée sur ce principe, que le bacille de la tuberculose ne se colore que dans une solution alcaline, et que, lorsqu'il est ainsi coloré, si on le soumet à l'action d'un second réactif colorant qui est la vésuvine ou brun de phényline, cette solution colore tous les autres éléments ou bactéries en brun, mais laisse aux bacilles de la tuberculose leur couleur primitive.

Cette réaction est caractéristique du bacille de la tuberculose ; cependant, disons toute de suite, qu'elle s'applique aussi au *bacillus lepræ*, mais celui-ci se colore par les couleurs d'aniline dans les conditions ordinaires, c'est-à-dire, suivant la méthode de Weigert, tandis que la bactérie tuberculeuse est réfractaire à ce mode de coloration.

Le procédé de Koch consiste à colorer l.. pièce qui est supposée contenir des bacilles, avec du bleu de méthylène alcalinisé avec de la potasse.

Solution concentrée de bleu de méthylène dans l'alcool. . . . . 1.

Eau distillée . . . . 200.

Secouer et ajouter 0,2 d'une solution de potosse caustique dans l'eau au dixième.

On laisse les préparations baigner dans cette solution pendant vingt-quatre heures. Après ce temps, on les retire, on les lave et on les replonge ensuite en les y laissant pendant deux minutes, dans une solution concentrée de vésuvine dans l'eau. Puis on sèche la pièce, on l'éclaircit avec une goutte d'essence de girofle et on la fixe sur une lame à l'aide d'une goutte de baume de Canada.

Qu'arrive-t-il dans ces deux opérations?

Plongée dans le bleu de méthylène, toute la préparation se colore en bleu, éléments et bacilles de Koch ; mais lorsqu'on place cette même préparation dans la solution aqueuse de vésuvine, cette matière colorante prend la place du bleu de méthylène dans tous les éléments contenus dans la préparation, à la seule et unique exception (réserves faites pour le bacillus lepræ dont nous avons parlé plus haut) du bacille de la tuberculose, qui reste coloré en bleu, si bien que lorsqu'on examine la préparation au microscope, les bacilles tranchent nettement par leur coloration bleue sur le fond brun clair que donne la vésuvine.

Ce procédé n'a plus guère maintenant qu'un intérêt historique, il est même actuellement abandonné par son auteur, qui lui a preféré le procédé d'Erlich, dont nous parlerons dans un instant.

Le seul avantage, en effet, que présente le procédé de Koch, c'est de réduire à deux les manipulations.

Par contre, il présente de nombreux inconvénients parmi lesquels nous citerons, pour notre part, le trop peu de différence qui existe entre le bleu et le brun, et qui fait qu'au microscope, il est parfois difficile de distinguer un bacille d'une fibre de mucine présentant par hasard les mêmes aspects que le bacille et fortement colorée en brun.

Procédé d'Ehrlich. — Ce procédé se rapproche beaucoup de celui qui avait été imaginé par Koch ; on se sert, en effet, là encore de deux solutions colorantes, mais Ehrlich y a ajouté une opération intermédiaire, c'est celle de la décoloration de la préparation par l'acide azotique au tiers.

L'acide azotique ainsi employé a la propriété de décoloier tous les éléments et bacilles contenus dans une préparation, sauf le bacille de la tuberculose.

L'exposé du procédé fera comprendre les réactions. Le liquide colorant, dont se sert Ehrlich, est une solution de fuchsine dans un liquide alcalin : la base alcaline choisie par Ehrlich est la phénylamine ou aniline, appelée encore huile d'aniline en raison de sa consistance huileuse.

L'huile d'aniline est un liquide jaunâtre brunissant rapidement à la lumière. 1 gramme de cette huile se dissout dans 30 grammes d'eau.

Voici comment on prépare cette solution colorante.

On met dans un tube à urine de l'eau distillée à laquelle on ajoute quelques gouttes d'huile d'aniline jusqu'à saturation approximative. On agite violemment le tube afin de mêler entièrement l'huile à l'eau. Ceci fait, on ajoute à ce liquide une solution alcoolique saturée de fuschine, goutte à goutte, jusqu'à ce que la teinte soit assez foncée.

Puis on filtre cette solution à travers un filtre préalablement mouillé, afin que les gouttelettes d'huile d'aniline qui s'y trouve en excès ne passent pas au travers du filtre.

La lamelle, sur laquelle est étalé le crachat de la façon que nous décrirons dans un instant, est plongée dans cette solution, et y est laissée vingt-quatre heures à la température ordinaire et une heure à une température de 40 à 50° centigrades.

Voilà la première opération terminée : première coloration à la fuchsine.

La seconde opération, dite de décoloration, consiste à enlever la matière colorante de tous les éléments de la lamelle, en laissant intacte la coloration intense des bactéries de la tuberculose.

Pour cela, on se sert d'acide nitrique officinal étendu de deux fois son *volume* d'eau, et voici comment on procède. On retire les lamelles de la solution fuschine et directement on les plonge dans un bain d'acide azotique au tiers : on imprime un léger mouvement de va et vient au liquide qui passant sur les lamelles achève de les décolorer, si bien qu'au bout de quelques secondes, si la préparation a été bien faite, il ne reste plus aucune partie colorée.

La troisième opération, dite de recoloration, consiste à colorer le fond de la préparation. On comprend, en effet, que les bacilles qui, après le lavage à l'acide nitrique, sont restés colorés en violet par la fuchsine, ne pourraient être que difficilement aperçus, étant dans la préparation les seuls éléments qui puissent servir à mettre le microscope au point.

Pour éviter cet inconvénient, on recolore à l'aide du bleu de méthylène les éléments qui constituaient le crachat sur la lamelle et qui ont été décolorés par l'acide nitrique et non détruits : de cette façon, on obtient un fond coloré qui permet de mettre l'instrument au point et en même temps de laisser aux bacilles colorés en violet, leur teinte, qui se détache nettement sur le fond bleu de la préparation.

Voici comment l'on procède à cette seconde coloration. On met de l'eau distillée dans un verre de montre, et on y ajoute à l'aide d'un agitateur, quelques gouttes d'une solution alcoolique concentrée de bleu de méthylène jusqu'à ce que la coloration soit suffisante. Puis, après avoir plongé les lamelles décolorées, dans de l'eau afin d'enlever l'excès d'acide nitrique qui s'y trouve, on plonge ces lamelles dans un verre de montre contenant la solution de bleu de méthylène.

On laisse les lamelles dans la solution pendant dix minutes, puis on les retire, on les sèche ; on éclaircit ensuite la préparation avec de l'essence de girofle et on la monte finalement sur du baume de Canada.

Modifications apportées au procédé d'Ehrlich.—Les procédés que nous allons décrire brièvement, ne sont tous qu'une modification, et, disons-le tout de suite, peu heureuse, du procédé d'Ehrlich. Ce dernier procédé est, en effet, de tous le meilleur, et pour les recherches que nous nous étions proposé de faire, nous nous sommes arrêté à celui-là après avoir reconnu, avec bien d'autres observateurs, l'infériorité des autres procédés sur celui d'Ehrlich.

Le procédé de van Ermengem ne diffère de celui d'Ehrlich qu'en ce que son auteur profite de la plus grande solubilité de l'huile d'aniline dans l'alcool.

« Nous mettons, dit M. van Ermengem 4 grammes d'aniline liquide dans 20 grammes d'alcool à 40°, tenant en dissolution une couleur d'aniline. On y ajoute ensuite une égale quantité d'eau distillée. »

Tout le reste se passe comme dans le procédé d'Ehrlich.

Le procédé de Brun est basé sur l'emploi d'une solution très concentrée de fuchsine contenant 24 volumes d'eau, 12 volumes d'alcool fort et 2 volumes d'aniline. On laisse agir le réactif de dix minutes à une demi-heure, puis on procède comme il a été dit plus haut.

Le procédé de Gibbes est le même que celui d'Ehrlich, il

exige aussi l'emploi de deux liquides colorants, l'un à base de Magenta colore les bacilles tuberculeux, l'autre à base de chrysoïdine donne à la préparation un fond destiné à faire ressortir les éléments parasitaires : comme dans le procédé d'Ehrlich, on décolore la pièce par l'acide azotique au tiers.

Le seul avantage que présente ce procédé c'est que les lamelles n'ont besoin de plonger dans la solution de Magenta que quinze minutes, ce qui abrège considérablement l'opération.

Par contre, la coloration du fond par la chrysoïdine est beaucoup trop intense pour laisser les bacilles se détacher nettement.

Telles sont les modifications apportées au procédé d'Ehrlich par les observateurs que nous venons de citer. Il nous a semblé qu'aucune d'elles n'était assez importante, pour nous faire abandonner le procédé d'Ehrlich ; aussi nous en sommes-nous tenu finalement à ce dernier procédé qui, dans les recherches que nous avons entreprises, nous a toujours donné, répétons-le, les meilleurs résultats.

MODE DE PRÉPARATION DES CRACHATS.

Nous avons voulu consacrer un chapitre tout spécial au mode de préparation des crachats, estimant (et notre expérience personnelle nous l'a maintes fois démontré) que, dans la recherche des bacilles de la tuberculose, le résultat dépend en grande partie de cette opération qui consiste à préparer convenablement le crachat mis en observation.

Dans cet exposé que nous ferons aussi court que possible, nous prendrons l'opération au commencement et nous la conduirons pas à pas jusqu'à la fin en donnant quelques indications çà et là au cours de la description.

Choix du crachat. — Il est bien évident que tous les crachats d'un tuberculeux n'ont pas, au point de vue auquel nous nous plaçons ici, la même valeur. Il suffit pour s'en assurer de prendre le crachoir d'un tuberculeux qui expectore jusqu'à 300 grammes de mucosités par vingt-quatre heures.

On prendra vingt crachats successifs sans tomber sur celui qui contient des bacilles en quantité suffisante, non que nous voulions dire que chez un tuberculeux il n'y a que quelques rares crachats qui contiennent des bacilles, mais nous sommes convaincu que chez un tuberculeux qui expectore beaucoup et qui n'est pas à la période ultime de la maladie, il n'y a que quelques crachats rendus dans les vingt-quatre heures qui contiennent une quantité assez notable de bacilles pour qu'ils donnent lieu à une préparation probante.

Nous savons que les crachats d'un tuberculeux ne sont pas les mêmes pendant toute la durée de son affection. Au début, ce sont de simples crachats de bronchite; à une autre période, lorsqu'il n'y a pas encore de cavernes, les crachats deviennent muco-purulents, verdâtres, ils sont privés d'air et on y voit des stries jaunâtres qui tranchent nettement sur la masse fondamentale : cette disposition est depuis longtemps connue, mais Traube a fait connaître la signification réelle de ces lignes de striation. Au lieu de cellules arrondies et régulières, le microscope y montre des cellules déformées et atrophiées et un détritus finement granuleux. Il est donc évident que ces éléments sont de formation ancienne et que pendant leur séjour dans le poumon ils ont subi la dégénérescence granuleuse.

Ce sont là les crachats que l'on doit choisir pour y trouver des bacilles de la tuberculose, et c'est à ce caractère qu'ils présentent, cette striation jaunâtre, qu'ils pourront être distingués des autres crachats et principalement des crachats qui sont expectorés à l'époque des cavernes, crachats composés de deux parties distinctes, une liquide, muqueuse, aérée, venant des bronches (pituite diffluente de Bayle); l'autre formée de masses isolées de forme nummulaire et déchiquetées, de couleur grisâtre, quelquefois striées de sang, formées de détritus granuleux et de fragments membraneux détachés des parois cavitaires, crachats, dans lesquels on trouve peu de bacilles, tandis que les autres en sont ordinairement remplis. Pourquoi cette différence? C'est que, comme nous l'avons dit, les crachats qui précèdent la période d'excavation sont de formation ancienne : il ont séjourné longtemps dans le poumon avant d'être rejetés au dehors ; or Koch a reconnu que le pus du poumon était un milieu de culture très favorable pour les bacilles de la tuberculose et, partant, un crachat contient d'autant plus de bacilles qu'il a séjourné plus longtemps dans le poumon.

Si les crachats que nous avons décrits comme étant ceux de la période cavitaire, sont moins riches en bacilles, cela tient à ce que le tissu des cavernes, dont ils sont en grande partie formés, ne contient jamais beaucoup de bacilles : ce fait a été consigné dans la huitième conclusion qui termine le travail de Balmer et Fraentzel, sur l'évolution des bacilles de la tuberculose dans les crachats, pendant le cours de la phthisie, ouvrage que nous aurons d'ailleurs plus d'une fois l'occasion de citer.

Nous nous étonnons que Balmer et Fraentzel, dans leur article de la Berliner Klinische Wochenschift, 1882, nº 45, page 680, ne parlent pas du choix du crachat, et disent au contraire : « nous prenons un crachat sans choix particulier de la masse ». C'est compliquer à plaisir une opération en somme fort simple et s'exposer à la renouveler souvent et sans résultat.

Lorsque le crachat a été choisi, on le prend avec une pince qu'on a eu soin de chauffer à la lampe au préalable, afin de détruire les microbes qui pourraient s'y trouver du fait d'une analyse antérieure, précaution, d'ailleurs, qu'il faut prendre avec tous les instruments qui servent à l'opération. Puis on étale le crachat sur une lame et avec deux aiguilles on cherche la partie du crachat qui semble le plus convenable. Cette partie de crachat qui doit servir à l'expérience, ne doit pas être plus grosse qu'un grain d'orge et même moins, s'il est possible, car la préparation doit être aussi mince que possible, puis on la place à l'aide de l'aiguille sur une lamelle et on doit l'étendre dans tous les sens de façon à détruire l'homogénéité du crachat. Ceci fait, on recouvre la face de la lamelle sur laquelle a été étalé le crachat avec une autre lamelle sèche, et saisissant ces deux lamelles entre le pouce et l'index on leur imprime un léger mouvement de rotation l'une sur l'autre, opération qui a pour but d'étaler en une couche très mince le crachat et de faire servir le même crachat à une double préparation.

Lorsque le crachat semble assez étalé, on fait doucement glisser la lamelle supérieure sur l'inférieure, de façon à obtenir une couche de crachat uniforme et on passe chacune de ces lamelles deux ou trois fois et lentement au-dessus d'une lampe à alcool, la face sèche dirigée du côté de la flamme, afin de sécher le crachat et de le faire adhérer intimement à la lamelle. Cette petite opération est très importante, car si la couche de crachat dont la lamelle est enduite est un peu épaisse et si elle n'est pas convenablement séchée, lorsqu'au sortir de la solution de fuchsine, on la mettra dans l'acide azotique, la couche de crachat se détachera et ira flotter dans l'acide, et la préparation sera perdue.

Lorsque le crachat est ainsi étalé et séché, on place les lamelles dans la solution de fuchsine alcalinisée qu'on prépare comme nous l'avons dit plus haut en décrivant en détail le procédé d'Erhlich. Pour cela on a rempli préalablement un ou deux verres de montre de la solution de fuchsine et, dès que les lamelles sont bien séchées, on les plonge dans cette solution : on abrite à l'aide d'une cloche les deux verres de montre, afin que pendant les vingt-quatre heures que dure la coloration des lamelles, aucune poussière ne vienne, en tombant dans la solution, la détériorer.

Il faut faire en sorte dans cette opération, que la solution de fuchsine soit fraichement préparée et filtrée et cette solution ne doit pas être trop concentrée, afin que la coloration des bacilles étant moins foncée se détache mieux sur le fond de la préparation.

Au bout de vingt-quatre heures, la coloration est suffisante ; alors il s'agit de retirer les lamelles de la fuchsine et de procéder à leur décoloration par l'acide azotique au tiers en volume.

Pour cela, on a rempli préalablement le fond d'une soucoupe d'acide nitrique au 1/3 et on retire une lamelle d'un des verres de montre et sans avoir besoin de la laver, on la plonge, la face enduite du crachat tournée vers l'opérateur, dans l'acide azotique Immédiatement, la teinte violet ardent disparaît pour faire place à une teinte jaunâtre qui disparaît elle-même, en ayant soin d'agiter les lamelles dans l'acide azotique à l'aide d'un agitateur de verre. Il est très important que les lamelles soit complètement décolorées et il faut à cet effet laisser la préparation jusqu'à ce qu'elle ne laisse plus rien voir de sa couleur première.

Ceci fait, on la retire avec un agitateur et, pour enlever

l'excès d'acide azotique qui s'y trouve, on la plonge à plusieurs reprises, en la tenant avec une pince, dans une autre soucoupe placée près de la première et remplie d'eau distillée.

Dans cette dernière opération, on voit la lamelle, d'incolore qu'elle était, redevenir légèrement rosée, surtout aux points où le crachat est plus épais. Cela tient à ce que, l'eau étant toujours légèrement alcaline, enlève l'excès d'acide qui se trouve sur la lamelle et par son alcalinité, laisse apparaître un peu de la coloration première des éléments contenus sur la lamelle.

La dernière opération consiste à colorer le fond de la préparation afin de pouvoir mettre facilement le microscope au point. Pour cela on se sert de bleu de méthylène dissous jusqu'à saturation dans l'alcool (voir plus haut la formule) A l'aide d'un agitateur, on met dans un verre de montre rempli d'eau distillée, quelques gouttes de cette solution alcoolique jusqu'à ce que la coloration bleue soit assez intense ; puis on y plonge la lamelle qui vient d'être lavée à l'eau distillée. On doit laisser la préparation pendant 10 à 15 minutes se colorer dans cette solution de bleu de méthylène, car il est nécessaire que le fond soit nettement coloré. Lorsque le fond n'est que très légèrement bleu, l'œil se fatigue bien plus vite et la mise au point est bien plus difficile, toutes choses qui nuisent à la recherche du bacille de la tuberculose.

Au bout de 10 minutes on retire la lamelle et on se met en devoir de la sécher. Cette opération peut se faire à la chaleur d'une étuve ou au-dessus d'une lampe à alcool. Mais le premier de ces procédés demande une installation qu'il est parfois difficile de se procurer, et le second présente le grand inconvénient de voir souvent, par le fait de la chaleur trop vive et mal réglée d'une lampe à alcool, la lamelle retirée humide de la solution de bleu de méthylène, se briser et être mise ainsi hors d'usage.

Pour la dessiccation de la pièce, il vaut mieux procéder ainsi : on prend la lamelle entre deux doigts de la main gauche et l'on essuie, avec un linge fin, la face de la lamelle qui ne contient pas de crachat; l'autre face est approchée du bec d'un vaporisateur vide, dont on se sert pour diriger sur la pièce un courant d'air assez violent et continu qui suffit à évaporer tout le liquide contenu sur cette face de la lamelle et cela en bien peu de temps.

Cette dessiccation de la pièce doit être complète, car si elle était encore humide au moment où l'on se sert d'essence de girofle pour l'éclaircir et de baume de Canada pour la monter, il se produirait au contact de ces deux substances et de l'eau un précipité blanchâtre trouble, qui nuirait à la netteté de la préparation et rendrait la recherche des bacilles plus difficile.

Lorsque la dessiccation de la lamelle est terminée, on éclaircit la préparation, qui est devenue opaque du fait de cette dessiccation, avec une goutte d'essence de girofle, qu'on dépose sur la face qui contient le crachat, et qu'on étale doucement avec une aiguille, en ayant soin dans cette opération de ne pas érailler la préparation.

Ceci fait, on prend une lame qu'on essuie préalablement et sur laquelle on dépose une grosse goutte de baume de Canada dissous dans le chloroforme. On dépose la lamelle sur cette goutte de baume de Canada, la face qui contient le crachat tournée du côté de la lame, et la préparation est terminée. Le baume de Canada a pour but de fixer la lamelle sur la lame et de conserver pendant assez longtemps la préparation.

Nous rappellerons brièvement ce qui se passe dans cette opération.

Dans la solution alcalinisée de fuchsine, tous les éléments contenus sur la lamelle se colorent en *violet.*

Dans l'acide azotique au tiers, tous les éléments se *décolorent*, sauf le bacille de la tuberculose.

Dans le bleu de méthylène, tous les éléments qui n'ont pas été détruits par l'acide azotique, se *recolorent en bleu* et les bacilles gardent toujours leur coloration *violette.*

Pour examiner au microscope les bacilles de la tuberculose ainsi préparés, il faut se servir du plus fort grossissement. Dans nos recherches, nous nous sommes servi de l'appareil à immersion à huile de Vérick, qui présente sur tous les autres le grand avantage d'avoir avec un grosissement égal, un éclairage plus fort.

Ainsi examiné, le *Bacillus tuberculosus* de Koch se présente sous la forme d'un petit bâtonnet long de 2 à 6 μ ; sa largeur est le sixième de sa longueur : il est toujours immobile. Quelques auteurs ont remarqué qu'il était acuminé légèrement aux deux extrémités. Pour nous, sur les différentes préparations que nous en avons faites, nous n'avons jamais pu vérifier ce dire ; même, il nous a semblé que le bacille de la tuberculose était nettement coupé à ses deux extrémités. On distingue souvent, dans l'intérieur de quelques-uns, 4 à 6 granulations arrondies que l'on considère comme des spores.

Ces bacilles sont tantôt isolés et écartés les uns des autres, tantôt ils sont groupés et forment des petits îlots : de ces dispositions différentes, quelques auteurs ont tiré des conclusions que nous rappellerons tout à l'heure.

Quoiqu'il soit de leur disposition, de leur nombre et de leur aspect extérieur, ces bacilles se rencontrent dans tous les éléments et produits tuberculeux, dans l'intérieur des cellules blanches et des cellules géantes.

Enfin ce bacille s'observe chez tous les tuberculeux et seulement chez les tuberculeux.

C'est ce fait que nous avons voulu vérifier en examinant à de nombreuses reprises les crachats de tuberculeux que nous avons choisi dans les hôpitaux. Nous allons maintenant parler des recherches qui ont été faites antérieurement aux nôtres, par les différents auteurs qui se sont placés au même point de vue que nous, puis nous donnerons le résultat de nos propres recherches et les conclusions qui en dérivent, heureux si nous avons pu dans ce court travail, apporter une part, si petite qu'elle soit, au vaste contingent fourni déjà par nos devanciers sur la recherche des bacilles de Koch dans les crachats au point de vue du diagnostic de la tuberculose.

DE LA VALEUR DIAGNOSTIQUE DE LA PRÉSENCE DES BACILLES DE KOCH DANS LES CRACHATS.

Bien que ce sujet semble par son importance avoir dû s'imposer tout d'abord à la sagacité des observateurs, il est cependant peu de travaux qui aient été faits jusqu'ici dans ce sens, et dans ce court exposé historique que nous allons faire nous verrons, qu'en somme, il n'y a guère que deux travaux qui aient directement trait à la question qui nous occupe : c'est d'abord l'article de Hiller (Ueber initiale Hemoptœ und hire Beziehung zur tuberculose. *Zeitschrift für klinische Medicin*, p. 138, t. V) et celui de Balmer et Fraentzel (Ueber das Verhalten der Tuberkelbacillen im Auswurf während des Verlaufs der Lungenschwindsucht, *Berliner Klinische Wochenschrift*, 1882, n° 45, p. 679).

Cependant d'autres auteurs dans différents travaux parus depuis un an, ayant touché, quoique de bien loin, cette question, nous croyons devoir en parler, afin que ce court aperçu historique soit aussi complet que possible.

Lichtheim, a trouvé des bacilles de Koch dans les crachats de tuberculeux, chez lesquels la percussion et l'auscultation ne pouvaient donner aucun renseignement. Mais, pour cet observateur, la présence des bacilles dans les crachats n'existe qu'autant qu'il y a communication entre les voies respiratoires et la lésion pulmonaire. Cette opinion est complètement en désaccord avec les résultats des recherches de MM. Balmer et Fraentzel, dont il sera question plus loin.

Guttmann a trouvé sur cent préparations de crachats tuberculeux, vingt-cinq fois les bactéries de Koch et trois fois seulement, les fibres élastiques, d'où il conclut que la recherche répétée des bacilles dans les crachats constitue le moyen le plus efficace pour corroborer le diagnostic de tuberculose pulmonaire.

Ziehl, sur 73 malades présentant des signes évidents de tuberculose, a trouvé dans les crachats de tous, des bacilles de Koch, sauf dans un cas dans lequel pourtant, les signes pulmonaires ne pouvaient laisser place à aucun doute.

Chez trente-quatre autres malades atteints d'affections pulmonaires diverses non tuberculeuses, cet auteur n'a jamais trouvé de bacilles de Koch.

M. Ziehl conclut de ses observations que, la recherche des bacilles dans les crachats peut être *quelquefois* utilisée pour établir un diagnostic différentiel de la tuberculose et que la constatation de ces bacilles a une valeur réelle.

Dettweiller et *Meissen* ont constaté la présence des bacilles dans les crachats de 85 malades sur 87 examinés et qui tous présentaient des signes non équivoques de tuberculose pulmonaire. Dans quatre-vingt-deux de ces cas, ces deux auteurs ont trouvé, à l'inverse de Guttmann, des fibres élastiques.

Le professeur *Pribram* (de Prague) a conclu de ses recherches que, lorsqu'on trouvait dans les crachats d'un tuberculeux des bacilles de Koch, les signes d'auscultation étaient évidents et ne laissaient place à aucun doute ; que dans des cas où l'existence de l'affection n'était pas douteuse, les crachats ne renfermaient pas de bacilles de Koch et que dans les cas douteux, là où des lésions pulmonaires autres que celles de la tuberculose masquaient les signes de cette affection, on ne trouva pas non plus les bacilles de Koch.

Immerman, Leyden et Merkel ont constaté la présence des bacilles de Koch dans les crachats et dans le contenu des cavernes chez les diabétiques atteints de phthisie pulmonaire.

Hiller a recherché les bacilles de Koch dans le sang de trois hémoptysies précoces. Dans un cas, l'examen du sang expectoré ne donna que des résultats négatifs, ce que M. Hiller attribue à l'insuffisance des procédés de coloration employés pour cette recherche et surtout, à ce que le sang expectoré servit seul à cette recherche.

En effet, chez les deux autres malades, il utilisa les crachats sanguinolents qui succèdent habituellement à une hémoptysie, et il y trouva, en petit nombre, il est vrai, des bacilles de Koch.

Enfin *Balmer et Fraentzel* ont examiné les crachats de 120 tuberculeux, et, dans ces cent-vingt cas, ils ont trouvé des bacilles de Koch. Dans les crachats provenant de malades atteints d'affections pulmonaires diverses et non tuberculeuses, ils n'ont jamais trouvé de bacilles tuberculeux. De ces expériences comparées, ils se disent en droit d'énoncer le principe suivant : « Là où l'on trouve des bacilles tuberculeux dans les crachats, il y a tuberculose » ; et cet autre ? « Là où après l'examen soigneux et répété des crachats, on ne trouve pas de bacilles tuberculeux, il n'y a pas de tuberculose. »

Les recherches de Balmer et Fraentzel ont eu pour but principal d'examiner l'évolution des bacilles de Koch dans les crachats, pendant le cours de la tuberculose, et d'en tirer des conclusions sur le pronostic de la maladie.

Ces deux auteurs ont voulu montrer, comment les bacilles de Koch se comportent pendant les différentes périodes de la maladie, le rapport de ces bacilles avec la rapidité du cours de l'affection et l'intensité de la fièvre.

Ils ont, dans ce but, rassemblé les préparations des crachats de leurs malades dans les différents stades de la maladie et les ont gardées jusqu'à la fin de l'observation, pour pouvoir faire des expériences comparées.

Dans les cas terminés par la mort, ils ont scrupuleusement fait l'autopsie, pour savoir quelle était la relation entre l'étendue des lésions et le mode d'évolution de bacilles dans les crachats d'une part, et d'autre part, pour connaître en quel nombre, les bacilles se trouvent dans le tissu pulmonaire et quelle est leur façon d'être, dans ce tissu.

A la fin de leur travail, Balmer et Fraentzel tirent de leurs expériences des conclusions qui nous ont semblé présenter un assez grand intérêt pour que nous les reproduisions ici, bien que quelques-unes ne se rattachent pas au sujet que nous nous sommes proposé d'étudier.

Voici les conclusions.

1. — Le pronostic d'un cas donné de tuberculose pulmo-

naire, se déduit sûrement par les renseignements fournis par le microscope sur le nombre, le degré de développement des bactéries tuberculeuses contenues dans les crachats. Le pronostic est d'autant plus mauvais que ces éléments sont plus abondants et plus développés. Dans tous les cas qui se terminaient par la mort, les bacilles existaient en quantité considérable dans les crachats.

2. — Le nombre des bacilles est variable dans le cours de la maladie ; il est en rapport direct avec l'extension du processus destructeur et arrive à son maximum à la fin de la vie du malade.

3. — La distribution des bacilles dans les crachats n'est pas la même pour tous les malades : chez les uns, ils sont disposés d'une façon égale ; chez les autres, on les voit groupés en amas.

4. — Leur degré de développement est très variable. Dans beaucoup de cas, les bacilles paraissent petits, mal développés, dépourvus de spores. Dans ces cas leur nombre est moins grand.

5. — Ce moindre degré de développement des bacilles se rencontre chez les tuberculeux dont la maladie progresse lentement ou s'arrête complètement.

6. — Dans tous les cas de tuberculose rapide avec fièvre, sueurs nocturnes, etc., les bacilles sont beaucoup plus grands ; la sporulation s'y distingue plus nettement. De plus, chaque examen en revèle constamment la présence.

7. — L'abondance des bactéries est proportionnelle à l'intensité de la fièvre (fièvre d'infection).

8. — Les bactéries tuberculeuses sont toujours plus fréquentes dans les crachats que dans les parois des cavernes.

9. — D'où il résulte que le crachat semble être un milieu de culture plus favorable pour le bacille que le tissu pulmonaire vivant.

10. — Ce n'est pas d'ailleurs à l'apport d'oxygène qu'il convient d'attribuer ce fait, car on a trouvé aussi des éléments en très grande abondance dans l'exsudat purulent d'une arthrite du genou, la cavité articulaire étant restée close.

Sans vouloir discuter ces conclusions et celles qui résultent des travaux que nous avons cités au début de cet historique, nous exposerons nos propres recherches et, tirant à notre tour des conclusions de nos expériences, nous verrons sur quels points nous sommes tombé d'accord avec les observateurs qui nous ont précédé dans cette étude.

Notre but, en commençant ce travail, a été de vérifier l'exactitude de ce principe énoncé par Balmer et Fraentzel: « Dans les crachats des tuberculeux on trouve des bacilles de Koch, » et, pour cela, nous avons mis à l'étude 15 tuberculeux chez qui les signes pulmonaires ne pouvaient donner de doute sur la nature de l'affection : nous avons à de nombreuses reprises examiné soigneusement les crachats de chacun d'eux ; lorsque nous aurons mis sous vos yeux les observations de ces malades, nous tirerons les conclusions qui nous ont semblé ressortir de cette étude comparative.

Obs. I. (Salle Jenner, n° 1.) — Chanut, charron. 40 ans, entre le 21 mai 1882. Parents bien portants. Sa maladie a débuté, il y a deux mois, par un refroidissement suivi d'un point de côté à droite, sans fièvre. Il ne commence à tousser que dix jours après le début de la maladie, il crache peu et les crachats sont épais, jaunâtres, mêlés à des mucosités bronchiques

Jamais il n'a craché de sang.

La toux s'augmente, la fièvre apparaît le soir et se continue la nuit, il a des sueurs noctures, et perd en deux mois 30 livres de son poids.

Actuellement il tousse toujours, mais crache peu. La fièvre oscille entre 38° et 39°, les sueurs nocturnes persistent et l'appétit est complètement perdu. Pas de diarrhée. Le pouls ne bat que quatre-vingt fois à la minute.

A l'auscultation, on constate au sommet gauche en arrière un souffle bronchique intense occupant toute la fosse sus-épineuse et des craquements secs disséminés dans le tiers supérieur du poumon gauche.

A droite, craquements humides au sommet et râles de bronchite.

En avant,on ne constate que quelques râles crépitants au sommet des deux poumons.

Le 23 mai. Les crachats sont examinés et le microscope y décèle une quantité assez considérable de bacilles de Koch.

Ces bacilles sont longs et leur sporulation est évidente chez la plupart d'entre eux. Ils ne sont pas groupés, mais disséminés sur toute la préparation.

Dans toutes les préparations que nous avons faites avec les crachats de ce malade, nous avons trouvé des bacilles de Koch en plus ou moins grande quantité.

Obs. II. (Salle Jenner, n° 2.) — Bled, armurier, 53 ans, entré le 30 avril. Pas d'antécédents héréditaires. Sa maladie a débuté subitement par un frisson, un point de côté à gauche et il est entré une première fois à l'hôpital avec une pleurésie du côté gauche.

Il sort guéri de l'hôpital, bien que ses forces ne soient pas revenues et que son amaigrissement soit très grand.

Il n'a jamais craché de sang, mais a de fréquents points de côté et de la fièvre presque tous les soirs.

Il rentre à l'hôpital avec de la fièvre et des quintes de toux très violentes, suivies d'une expectoration abondante.

Il n'a pas de diarrhée : la température est peu élevée, 38° ; le pouls est calme. 70 puls.

L'auscultation révèle à gauche tous les signes d'une excavation située au sommet du poumon gauche : souffle caverneux, pectoriloquie ; pas de gargouillement, craquements humides, le tout couvert par un bruit de cuir neuf provenant probablement de sa pleurésie ancienne.

A droite et au sommet, respiration rude avec quelques craquements secs.

La base des deux poumons reste saine.

Les crachats examinés le 3 mai contiennent des bacilles peu nombreux, isolés, petits. Quelques-uns seulement contiennent des spores.

Nous avons pendant plusieurs jours consécutifs examiné les crachats de ce malade, et toujours notre examen est resté infructueux.

Le 10 mai, nous retrouvons des bacilles dans les crachats, présentant les mêmes caractères que la première fois. Pendant ce temps, l'état du malade n'a pas sensiblement changé, la fièvre est la même, 38,6.

Obs. III (salle Jenner, n° 4). — Girardin, journalier, 28 ans, entré le 9 mai. Pas d'antécédents héréditaires. Il a eu il y a dix-huit mois une bronchite avec frissons et point de côté à gauche. Puis il a commencé à tousser et à cracher abondamment. Jamais il n'a craché de sang. A beaucoup maigri.

Actuellement il tousse peu, le soir principalement et le matin. Ses crachats sont peu abondants : ils sont nummulaires, muco-purulents, il a des sueurs la nuit et de la fièvre tous les soirs (38,6).

A l'auscultation, on entend au sommet droit des râles crépitants, accompagnés dans la fosse sus-épineuse d'un souffle bronchique assez intense et de quelques craquements humides.

A droite, il n'y a qu'une expiration rude et prolongée au sommet. Chez ce malade, nous avons toujours trouvé des bacilles dans les crachats, tantôt rares et bien developpés, tantôt assez abondants et petits, sans sporulation évidente; jamais nous ne les avons observés réunis en amas.

Obs. IV (salle Jenner, n° 6). — Scherff, typographe, 31 ans, entré le 23 juin.

Il n'a pas d'antécédents dans sa famille, il n'a jamais été malade, quand, il y a quinze jours, en se réveillant, il remarqua que sa voix était enrouée, que la gorge lui faisait mal, surtout quand il buvait et mangeait. Autrefois, il était sujet aux maux de gorge, mais ceux-là ne persistaient pas et ne s'accompagnaient pas de fièvre.

Ce malade est extrêmement maigre; il a un timbre de voix rauque et voilé: il tousse beaucoup, il crache abondamment (200 grammes par jour). Il n'a jamais craché de sang. Dysphagie très prononcée.

La température oscille entre 37,8 et 38,6; le pouls donne 120 pulsations à la minute.

L'examen de la gorge ne donne aucun renseignement. L'auscultation laisse entendre dans tout le tiers supérieur du poumon gauche, de gros craquements humides: au sommet on n'entend pas les signes d'une caverne.

Le côté droit ne semble pas atteint au sommet; seulement on y perçoit le bruit rude d'une respiration supplémentaire.

Dans toutes les préparations des crachats de ce malade, nous avons trouvé des bacilles de Koch. Ceux-ci étaient tou jours très développés, assez nombreux et renfermaient pour la plupart des spores très distinctes. Les bacilles n'étaient jamais réunis en amas.

Obs. V (salle Jenner, n° 9). — Bossu, chaudronnier, 29 ans ; entré le 16 avril 1883.

Depuis qu'il a quitté le régiment, il s'est toujours mal porté : a toussé et craché beaucoup. Il n'a craché qu'un peu de sang dans ces derniers temps.

Maintenant il a des sueurs nocturnes, de la fièvre le soir, son pouls est à 96, la température s'élève jusqu'à 40°.

L'auscultation révèle dans les deux poumons les signes d'une tuberculisation générale, surtout dans le poumon gauche. Aux deux sommets, on perçoit les signes de caverne ; il y a du gargouillement, du souffle caverneux. Pas de tintement métallique.

Malgré cette fièvre énorme, malgré les signes pulmonaires qui indiquent que le malade est arrivé à la dernière période de la maladie, malgré l'état cachectique très avancé dans lequel le malade se trouve, ses crachats, qui d'ailleurs sont très abondants (300 grammes en 24 heures), ne contiennent que peu de bacilles. Dans toutes les préparations que nous en avons faites, nous n'avons jamais compté plus de 10 à 15 bacilles de Koch dans chacune d'elles. Ces bacilles n'étaient jamais groupés, ils étaient seulement très développés. Pendant quelque temps, nous ne les avons plus retrouvés dans les crachats.

Obs. VI (salle Jenner, n° 16). — Rigontat, garçon paveur, entré le 11 juin 1883. Pas d'antécédents héréditaires. A eu dans son jeune âge une affection scrofuleuse au cou. Il est malade depuis le mois de janvier dernier. A cette époque, après s'être refroidi, il s'est mis à tousser un peu, puis la toux a augmenté, il a maigri, perdu l'appétit. Jamais il n'a craché de sang.

Aujourd'hui, il est profondément affaibli, tousse beaucoup : ses crachats sont rares, mais caractéristiques. Sueurs nocturnes, fièvre le soir entre 38° et 39,5, elle est même montée jusqu'à 40°. Le pouls varie entre 97 et 100 pulsations.

Auscultation. — Au sommet droit, on perçoit des craquements assez nombreux et humides et un souffle amphorique limité à la fosse sus-épineuse.

Les crachats que nous avons examinés à plusieurs reprises ont toujours contenu des bacilles de Koch en très grande quantité, bien développés, contenant des spores et groupés pour la plupart.

Obs. VII (salle Jenner, n° 27). — Reveillard, gardien de la paix, 30 ans, entré le 16 mai 1883.

Ce malade n'a pas d'antécédents héréditaires. Il est tombé malade il y a trois ans après un refroidissement, il a eu un point de côté, depuis ce temps il a toujours toussé.

Depuis ce temps, il a beaucoup maigri (40 livres), il n'a jamais craché de sang. Son expectoration est très abondante et muco-purulente : la voix est voilée depuis le début de la maladie ; il a un peu de dysphagie.

Température, 38°,5 à 39,8. Pouls, 108 pulsations. A l'auscultation, on reconnaît les signes dans les deux poumons de tuberculose généralisée. Aux deux sommets en arrière, souffle caverneux, craquements humides desséminés dans les deux poumons et couverts par des râles abondants de bronchite.

Chez ce malade dont l'expectoration, comme nous l'avons fait remarquer, est très abondante, nous avons longtemps examiné les crachats sans y trouver de bacilles de Koch. Dans quelques préparations, nous en avons trouvé quelques-uns, mais petits et mal développés. Le malade est allé jusqu'à ce jour en s'affaiblissant et le 1er juillet nous avons fait huit préparations des crachats de ce malade et nous y avons trouvé une quantité considérable de bacilles, longs, pourvus de spores et réunis en masse. Ce jour-là, la température était restée la même que les jours précédents, 38,9.

Obs. VIII (salle Jenner, n° 28). — Bouveret, couvreur, 33 ans, entré le 28 mai.

Sa mère est morte tuberculeuse : lui est malade depuis huit ans. La maladie a débuté par une bronchite au courant de laquelle il a craché à plusieurs reprises de très grandes quantités de sang.

Il a peu maigri. Sa température ne dépasse pas 38° ; le pouls est à 80 pulsations. Pas de sueurs la nuit. Pas de diarrhée.

Depuis que ce malade est entré à l'hôpital, il a eu plusieurs hémoptysies. Son crachoir est rempli de crachats sanglants et ces crachats sont composés en grande partie de tissu pulmonaire provenant bien probablement des cavernes.

Dans les crachats de ce malade, nous n'avons trouvé que peu de bacilles, petits et sans spores.

Obs. IX (salle Jenner, n° 48). — Kern, cordonnier, 32 ans, entré le 9 mars 1883.

Depuis un an et demi, ce malade tousse et crache abondamment, il n'a jamais craché de sang, mais il a beaucoup maigri.

Le soir il a de la fièvre, la nuit, des sueurs et de temps à autre il a de la diarrhée.

La température oscille entre 38 et 39°. Le pouls est à 102. Les deux poumons sont le siège de signes évidents de tuberculose, craquements humides surtout aux sommets et en avant.

Chez ce malade, nous avons trouvé toujours des bacilles de Koch dans les crachats et toujours en assez grande quantité ; le plus souvent ils étaient groupés et présentaient toujours une sporulation très marquée.

Obs. X (salle Jenner, n° 51). — Dillembourg, journalier, 34 ans, entré le 28 mai 1883.

Au mois de mars il s'est enrhumé : depuis lors, il a toujours craché et toussé, a eu de la fièvre tous les soirs et des sueurs la nuit.

Il n'a jamais craché de sang. Il a peu maigri. Actuellement il tousse beaucoup et expectore peu de crachats : ceux-ci sont franchement purulents.

La température oscille toujours entre 38 et 40° Le pouls donne 112 pulsations à la minute.

A l'auscultation, on trouve des signes évidents de caverne au côté droit; dans les deux poumons des craquements humides très nombreux.

Chez ce malade, les bacilles ont toujours été observés en très grande quantité et toujours ils étaient très développés.

Obs. XI (salle Jenner, n° 54). — Richard, charpentier, 40 ans, entré le 30 mai.

La maladie a débuté par de la toux, de la fièvre ; il n'a jamais craché de sang.

Actuellement, il tousse beaucoup, il a des sueurs nocturnes, de la diarrhée, et il est profondément cachectisé.

La fièvre est constante le soir, 38,6 à 39,5. L'auscultation fournit des signes non équivoques de tuberculose dans le deux poumons. Souffle caverneux aux deux sommets, craquements humides, disséminés dans les deux poumons, râles de bronchite.

Malgré les signes évidents de tuberculose que nous trouvons chez ce malade, ce n'est qu'après un long et minutieux examen de ses crachats que nous avons pu y découvrir quelques rares bacilles de Koch.

Obs. XII (salle Rostan, n° 15). — Maugé, ajusteur, 24 ans, entré le 22 juin 1883.

Il y a un an, ce malade est pris de toux et de crachements de sang qui ont duré huit jours. Depuis ce temps, il a toujours craché et toussé. Il a de la fièvre le soir, 37,6 à 38,2. Le pouls est à 86.

Expectoration peu abondante. Sueurs la nuit. Diarrhée. A l'auscultation, on n'entend que du souffle bronchique dans les deux sommets du poumon, surtout en arrière et à gauche. Résonnance vocale exagérée à droite.

En avant et à droite, le murmure vésiculaire est presque nul, pas de matité. Pas de craquements ni de râles.

Les bases respirent bien. Les crachats sont peu purulents.

Malgré ces signes pulmonaires peu accusés et malgré l'apparence peu spécifique des crachats, ceux-ci, examinés le 1er juillet, étaient remplis de bacilles de Koch groupés en masse et présentant un développement parfait avec sporulation évidente.

Obs. XIII (salle Laënnec, n° 20). — Bertoll, tapissière, entrée le 4 juin.

Il y a un an, cette femme prend froid, se met à tousser et, trois jours après, elle a une hémoptysie.

Depuis, elle a toujours craché et toussé, elle a maigri beaucoup; elle a de la fièvre le soir, des sueurs la nuit.

A l'auscultation on entend dans le tiers supérieur des

deux poumons des craquements humides nombreux et de la respiration soufflante du sommet gauche.

L'expectoration est abondante et muco-purulente. Nous avons examiné les crachats à plusieurs reprises et toutes les fois que nous y avons trouvé des bacilles ils y existaient en grand nombre; nous disons, *toutes les fois*, car chez cette malade nos recherches n'ont pas toujours été fructueuses : ainsi, pendant cinq jours consécutifs nous avons examiné ses crachats, sans que jamais nous puissions y découvrir de bacilles, quand la veille nous en avions trouvé en grande quantité.

Obs. XIV (salle Laënnec, n° 10). — Ury, ménagère, 54 ans. Entrée le 4 juillet 1883. Il y a un mois environ, cette femme fut prise d'un léger point de côté à gauche, et à partir de ce moment elle n'a cessé de tousser et de cracher. Elle n'a pas eu de frissons ni de fièvre. Jamais elle n'a craché de sang.

Au début, son expectoration était très abondante et ses crachats étaient transparents, peu épais et aérés.

Actuellement, cette femme a perdu le sommeil et l'appétit. Chaque soir elle a de la fièvre (38°,5), des sueurs nocturnes très abondantes; elle tousse et crache beaucoup et ses crachats sont en partie transparents et aérés et en partie muco-purulents et épais.

Le pouls donne 100 pulsations à la minute.

A l'auscultation on entend dans les deux poumons et surtout aux sommets en arrière et en avant de gros râles de bronchite.

A droite, dans la fosse sus-épineuse, on entend quelques râles sous-crépitants et une légère augmentation de la résonnance vocale de ce côté. Pas de souffle ; pas de craquements.

Chez cette femme, nous avons à plusieurs reprises trouvé dans les crachats, des bacilles de Koch en assez grande quantité.

Nous pourrions citer encore un grand nombre d'observations semblables à celles que nous venons de rapporter. Qu'il nous suffise de dire que chez tous les malades supposés tuberculeux, que nous avons examinés et ils sont au nombre de 40, les crachats contenaient des bacilles de Koch.

Nous allons maintenant rapporter l'observation de trois malades chez lesquels les signes stéthoscopiques auraient pu faire penser à la tuberculose si le microscope n'était venu à notre secours.

Obs. XIV (salle Jenner, n° 40).— Cl..., jardinier, 20 ans. Entré le 23 mai 1883. Ce jeune homme n'a pas d'antécédents dans sa famille, il a encore ses parents ; et ses frères et ses sœurs sont bien portants. Lui-même s'est toujours bien porté : quand quelques jours avant d'entrer à l'hôpital, il fut pris, à la suite d'un refroidissement, d'un violent point de côté à droite, d'une toux très forte et d'une expectoration abondante ; les crachats alors ne présentaient rien de caractéristique, ils étaient blanchâtres et n'ont jamais été colorés en rouge brique.

En même temps que la toux, la fièvre survint et atteignit 39°,6.

A son entrée à l'hôpital, l'auscultation fait entendre des râles crépitants fins à droite dans l'aisselle, mêlés à des râles de bronchite étendus aux deux poumons.

Cet état dura quelques jours : puis le point de côté disparut, les râles crépitants disparurent également et il ne resta plus comme signes stéthoscopiques, que quelques râles de bronchite, localisés au sommet droit, avec une respiration quelque peu prolongée et une résonnance vocale exagérée à ce sommet.

En même temps que ces phénomènes se produisaient du côté du poumon, les crachats devinrent plus rares, plus épais, moins aérés, et leur couleur et leur aspect se rapprochèrent de ceux des crachats tuberculeux.

Devant ces signes il y avait lieu de penser à une tuberculose commençante et il était intéressant d'examiner si les crachats de ce malade contenaient des bacilles de Koch.

Cet examen fut pratiqué par nous pendant dix jours consécutifs avec le plus grand soin et toujours nos recherches sont restées infructueuses : jamais dans les crachats de ce malade nous n'avons pu découvrir les bacilles caractéristiques de la tuberculose.

Ultérieurement, la marche de la maladie a expliqué ce résultat négatif de nos recherches, car le malade se rétablit, ses forces perdues revinrent, la fièvre disparut et maintenant ce malade est complètement guéri.

Obs. XVI (salle Jenner, n° 7). — George, horloger, 50 ans, entré le 22 janvier. Ce malade est entré à l'hôpital, atteint d'une atrophie musculaire progressive. Nous ne nous occuperons pas de cette particularité qui ne peut nous intéresser ici. Par contre, ce malade est porteur d'une affection pulmonaire qui a attiré notre attention et qui nous a fait l'interroger.

Ce malade n'a pas d'antécédents héréditaires. Lui-même s'était toujours bien porté, quand, en 1876, il eut une bronchite au cours de laquelle il cracha du sang en assez grande quantité et cela pendant 15 jours, et dont il fut soigné à l'Hôtel-Dieu. En 1867, il eut une pleurésie du côté gauche, dont il guérit après plusieurs mois de maladie.

Il y a quatre ans, il recommença à tousser et à cracher, et depuis lors il a toujours toussé.

Depuis le mois de janvier il tousse davantage, il a fréquemment maintenant des frissons et de la fièvre, il a des sueurs la nuit, principalement à la tête, il a eu à différentes reprises des douleurs dans les côtés de la poitrine.

Actuellement, ce malade tousse, surtout le matin, et a une expectoration peu abondante mais muco-purulente. A l'auscultation, on découvre dans la fosse sus-épineuse, à droite, un foyer de râles sous crépitants qui ne s'entendent qu'à l'inspiration ; les mêmes râles s'entendent en avant sous la clavicule. Dans le reste du poumon droit la respiration est faible. A gauche, on entend aussi au sommet quelques râles crépitants en arrière ; la respiration est humée dans le reste du poumon.

Ce foyer de râles sous-crépitants au sommet droit et la nature des crachats devaient nous faire penser à la tuberculose, d'autant mieux, que notre regretté maître, M. le professeur Lasègue, qui avait vu ce malade, avait longtemps, devant ces signes stéthoscopiques, incliné vers ce diagnostic.

Les crachats ont été mis en observation pendant longtemps et jamais nous n'y avons trouvé de bacilles de Koch.

Obs. XVII (salle Jenner, n° 25). — Manceau, charpentier, 64 ans. Entré le 18 juin 1883. Cet homme qui n'a pas d'antécédents héréditaires a eu en 1862, une pleurésie du côté droit.

En 1868, après un refroidissement, il commença à tousser et à cracher : depuis ce temps, tous les hivers il tousse.

Il y a dix ans, il a craché du sang et cela à plusieurs reprises. Depuis quelque temps il est pris assez fréquemment de malaise, de fièvre, de frissons, qui l'ont obligé à plusieurs reprises à entrer à l'hôpital. Il a, dit-il, beaucoup maigri ; il n'a jamais eu de sueurs la nuit ni de diarrhée.

Actuellement, cet homme est profondément affaibli ; son thorax est bombé comme celui des emphysémateux et le côté droit de la poitrine est beaucoup plus développé que l'autre. Il tousse beaucoup, et chaque jour il remplit son crachoir de crachats nummulaires, purulents.

Le pouls reste à 68°. Mais chaque soir il a une élévation de température (38°).

Aux deux sommets, l'auscultation révèle, surtout à droite, une respiration soufflante dans la fosse sus et sous-épineuse. Ou y perçoit aussi des râles crépitants, surtout en avant, où la respiration est également soufflante.

Nous avons choisi parmi les crachats ceux qui semblaient les plus favorables à l'examen des bacilles et nous fûmes très étonné de n'en point rencontrer dans les premières préparations que nous fîmes avec ces crachats. L'examen fut repris pendant plusieurs jours et toujours le résultat fut le même.

Ce malade fut examiné soigneusement, et notre cher maître, M. le Dr Debove, conclut à une pneumonie chronique avec dilatation des bronches.

En fouillant bien en avant dans l'histoire de ce malade, nous pûmes nous assurer que déjà, quelques mois auparavant, M. le professeur Lasègue avait porté sur ce malade le même diagnostic, alors que l'examen des crachats n'avait pas encore été fait.

CONCLUSIONS.

De ces expériences nous concluons que :

1° La présence des bacilles de Koch dans les crachats est un élément de diagnostic très important ;

2° Toutes les fois que les crachats d'un malade contiennent des bacilles de Koch, on peut affirmer qu'il y a tuberculose ;

3° L'absence des bacilles de Koch dans les crachats ne doit faire exclure toute idée de tuberculose, que lorsque l'examen a été fait pendant fort longtemps et d'une manière très suivie ;

4° La plus ou moins grande quantité de bacilles contenus dans les crachats,joue un rôle accessoire pour établir le pronostic de la maladie, car les bacilles de Koch trouvent dans le contenu des cavernes un milieu très favorable à leur culture et il suffit qu'un malade expectore rarement, pour que les bacilles abondent dans ses crachats ;

5° L'abondance des bacilles de Koch dans les crachats n'est pas proportionnée à la fièvre ;

6° La constatation de la présence des bacilles de Koch dans les crachats est d'une très grande importance, lorsque chez un malade les lésions tuberculeuses sont masquées à l'auscultation par des signes de lésions concomitantes, bronchite, pleurésie et autres, car elle suffit à elle seule pour affirmer l'existence de la tuberculose.

INDEX BIBLIOGRAPHIQUE

DEBOVE. — Leçons cliniques, Semaine médicale, 3e année, nº 21 et suivants.

HILLER. — Zeitschrift für klin. medicin, t. V, p. 638.

GUTTMAN. — Berliner klin. Wochenschrifft, 1882, nº 52.

PRIBRAM. — Wiener med. Wochenschrift, 1883, nº 15, p. 144.

LICHTHEIM. — Fortschritte der Medicin, 1883, nº 1.

DEITWEILLER et MEISSEN. — Berliner klin. Wochenschrift, 1883 nos 7 et 8.

ZIEHL. — Deut. med. Wochenschrift, 1883, nº 5.

BALMER et FRAENTZEL. — Berliner klin. Wochenschrift, 1882, nº 45.

COCHEZ, MALASSEZ et VIGNAL. — Communication à la Société de biologie, séance du 26 mai 1883.

RICKLIN. — Gazette médicale de Paris, nº 22, 1883.

Paris. — A. Parent, imprimeur de la Faculté de médecine. A. Davy, successeur, 52, rue Madame et rue Monsieur-le-Prince, 14.

ERRATA

Page 11. Avant-dernière ligne. — Le liquide de culture choisi par Koch fut le sérum sanguin, *ajoutez :* du mouton ou du bœuf.

Page 12. Ligne 3. — A une température constante de 58°, *ajoutez :* pendant deux heures chaque jour.

— Ligne 3. — Puis il chauffa le sérum à la température de 65°, *ajoutez :* pendant une heure.

Ajouter à l'index bibliographique :

D'ESPINE. — Revue médicale de la Suisse, 1882, n° 8.

PFEIFFER. — Berliner klin. Wochenschrift, 1883, n° 3.

CHARCOT, professeur à la Faculté de médecine de Paris, etc. **Leçons sur le système nerveux**, faites à la Salpêtrière, recueillies et publiées par le Dr BOURNEVILLE, rédacteur en chef du *Progrès médical*. 3e édit. revue et augmentée. 2 vol. in-8 avec 50 fig. intercalées dans le texte et 21 planches, dont 15 en chromolithographie, 1880.......... 28 fr.
Cartonné.......... 30 fr.

CHARCOT. **Leçons sur les localisations dans les maladies du cerveau et de la moelle épinière**, faites à la Faculté de médecine de Paris; recueillies et publiées par les Drs BOURNEVILLE et BRISSAUD. 1 vol. in-8 avec 89 fig. intercalées dans le texte. 1878-80.......... 11 fr.
Cartonné.......... 12 fr.

RICHER (Paul), ancien interne, lauréat des hôpitaux de Paris. **Études cliniques sur l'hystéro épilepsie ou grande hystérie**, précédées d'une lettre-préface de M. le professeur J.-M. Charcot. 1 vol. in-8 avec 105 fig. intercalées dans le texte et 9 gravures à l'eau forte 1881.......... 19 fr.
Cartonné.......... 20 fr.

LUYS, membre de l'Académie de médecine, médecin de la Salpêtrière, etc. **Traité clinique et pratique des maladies mentales.** 1 vol. in-8 avec 27 fig. intercalées dans le texte et 10 planches coloriées et photomicrographiques.......... 17 fr.
Cartonné.......... 18 fr.

GRASSET, professeur agrégé à la Faculté de médecine de Montpellier, etc. **Traité pratique des maladies du système nerveux**. 2e édit. 1 vol. in-8 avec 35 figures. intercalées dans le texte, et 10 planches en chromolithographie et photoglyptie 1880.......... 25 fr.

GRASSET. **Des localisations dans les maladies cérébrales.** 3e édit. 1 vol. in-8 avec 8 figures dans le texte et 6 planches. 1880.......... 9 fr.

BOURNEVILLE et P. REGNARD. **Iconographie photographique de la Salpêtrière** (service de M. le professeur Charcot). Tome Ier. **Hystéro-épilepsie. Attaques.** 1 vol. petit in-4 avec 40 photographies 1878. Broché.... 30 fr.
Relié en demi-chagrin rouge, doré en tête, non rogné avec coins..... 36 fr.
Tome II **Épilepsie partielle. Hystéro-épilepsie. De l'hystérie dans l'histoire.** 1 vol. petit in-4, avec 39 photographies. 1878.......... 30 fr.
Relié.......... 36 fr.
Tome III **Du sommeil, du somnambulisme, du magnétisme, des zones hystérogènes chez les hystériques.** 1 vol. petit in-4 avec 20 photographies, 1881.......... 30 fr.
Relié.......... 36 fr.

BOURNEVILLE, rédacteur en chef du *Progrès médical*, **Recherches cliniques et thérapeutiques sur l'épilepsie et l'hystérie.** Compte rendu des observations recueillies à la Salpêtrière de 1873 à 1876. 1 vol. in-8 avec 3 planches. 1876.......... 4 fr.

GRIESINGER, professeur de clinique médicale et de médecine mentale à l'Université de Berlin. **Des maladies mentales et de leur traitement.** Ouvrage traduit de l'allemand sous les yeux de l'auteur par le Dr DOUMIC accompagné de notes par M. le Dr BAILLARGER médecin de la Salpêtrière, membre de l'Académie de médecine. 1 vol. in-8. 1868.......... 9 fr.

FABRE, professeur de clinique interne, etc. **Les relations pathogéniques des troubles nerveux.** ou les troubles nerveux étudiés dans leurs rapports réciproques de causes à effet avec les autres phénomènes morbides. Leçons recueillies par le Dr AUDIBERT. 1 vol. in-8 1880.......... 8 fr.

DURET, aide d'anatomie à la Faculté de médecine de Paris, etc. **Études expérimentales et cliniques sur les traumatismes cérébraux.** Tome I 1 vol. in-8 avec 38 figures dans le texte, et 19 planches dont 8 en chromolithographie. 1878.......... 15 fr.

LEGRAND DU SAULLE **Étude médico-légale sur les testaments contestés pour cause de folie.** 1 vol. in-8. 1877.......... 9 fr.

LEGRAND DU SAULLE. **Étude médico-légale sur l'interdiction des aliénés et sur le conseil judiciaire**; suivie de recherches sur la situation juridique des fous et des incapables à l'époque romaine. 1 vol. in-8. 1880.......... 8 fr.

LEGRAND DU SAULLE. **Étude médico-légale sur les épileptiques.** 1 vol in-8. 1877.......... 4 fr. 50

Paris — Typ. A PARENT, imprimeur de la Faculté de médecine, rue M.-le-Prince 31
A. DAVY, successeur

www.ingramcontent.com/pod-product-compliance
Lightning Source LLC
LaVergne TN
LVHW012004160826
845678LV00002B/684

* 9 7 8 2 3 2 9 6 7 4 5 1 3 *